RAPPORT

SUR UN RAPPORT ACADÉMIQUE

PAR

LE DOCTEUR LEBOUCHER.

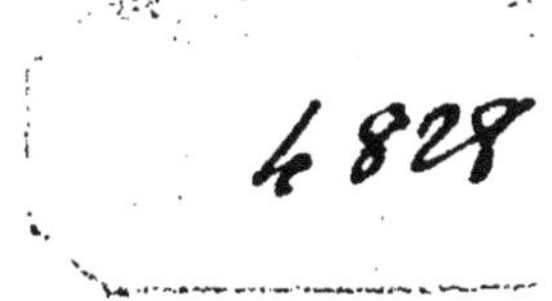

RAPPORT SUR UN RAPPORT ACADÉMIQUE.

SOMMAIRE : Les fébrifuges. — Les idées. — La réaction des faits contre les idées. — Le simplisme. — Les concours. — Le sel de cuisine et le docteur Montdézert. — La rate du professeur Piorry. — Les succédanés. — La drogue allopathique. — L'individualisation. — Le patronage académique. — Le Frère Espanet.— L'hygiène publique. — La prophylaxie.— Contre-conclusions.

Qu'arriverait-il si un beau jour, et ce beau jour ne tardera guère, qu'arriverait-il, si l'arsenal thérapeutique se trouvait pourvu d'un nombre considérable de fébrifuges qualifiés aujourd'hui du titre protecteur de succédanés du quinquina? Jusqu'ici deux choses seulement ont préoccupé les thérapeutistes chargés de prononcer sur la valeur des agents frébifuges : la statistique, c'est-à-dire le chiffre plus ou moins élevé des hauts faits de chaque concurrent dans l'espèce, et le bas prix de la denrée. Les juges en cette question ont fourni beaucoup d'observations, beaucoup de chiffres, mais d'idées élevées, mais de vues nouvelles, point. On peut vraiment dire de l'école actuelle, de l'école en nom, qu'elle a peur des idées. C'est pour elle un croquemitaine qu'on dirait chargé de la faire rentrer dans le giron des faits, dans le cercle des réalités ; comme si toute réalité n'avait pas une idée pour moule. Les idées, pour l'école allopathique, c'est le charbonnier du quartier dont le nom seul fait la police des enfants de chaque ménage. L'homme est encore ainsi fait qu'il vient au monde, qu'il y séjourne plus ou moins de temps et s'en retourne avec un croquemitaine. Seulement celui-ci change de nom et de figure à chaque phase de la vie, suivant chaque condition sociale. Longtemps encore on mènera l'homme par la peur. Cette frayeur instinctive des idées n'a rien du reste qui doive bien étonner ; elle a deux raisons d'être. La première, c'est qu'il est plus facile de rester dans le terre à terre des faits que de s'élever à la conception de la loi qui les régit ; du lien qui les coordonne, à la hauteur de l'idée qui les commande et les domine ; comme il est plus facile à un ouvrier de tailler et de polir un engrenage que de deviner la machine dont celui-ci doit faire partie. La seconde raison, c'est cette éternelle loi du monde, action et réaction, deux termes corrélatifs et complémentaires, qui devraient s'équilibrer dans un monde bien ordonné, tandis que, dans notre monde de contingences confuses, ils sont dans un état de lutte et d'antagonisme alternatif et irréfléchi, au lieu d'être en contraste progressif et continu. De sorte qu'il est facile de comprendre qu'après Paracelse, Stahl, Van Helmont et d'autres, nous ayons eu l'école des faits, l'école anatomo-pathologique, l'école de la statistique.

Je dois dire ici qu'on se tromperait fort si on prenait ces lignes pour une critique absolue de l'école actuelle et de tous ceux qui prétendent que les idées sont des illusions et que les faits seuls expriment la vérité. Telle n'est point ma pensée. Je veux élever une réaction contre une réaction. Je veux, dans la limite de mes moyens, essayer de ramener au véritable but, qui est la science dans tout ce qu'elle a de légitime, c'est-à-dire l'idée qui jalonne le terrain et les faits qui l'aplanissent et le nivellent. Point de guerre, point de ces luttes stériles ou chacun dépense inutilement le meilleur de ses forces ; mais combinaison, association des efforts de tous dans l'intérêt de la science et de la vérité.

J'oserai donc dire à ceux pour qui les idées sont des croquemitaines : Honorables trembleurs, faites place aux idées ; et aux poursuivants des idées : Hardis éclaireurs de l'avenir, daignez vous baisser pour ramasser les faits.

Sérieusement, n'est-il pas temps qu'il s'établisse, non pas une trève, mais une paix réelle et solide entre les hommes d'analyse et les hommes de synthèse, basée sur la reconnaissance d'une utilité commune, de services réciproques? Les deux partis y gagneront des forces par le fait de l'appui qu'ils se prêteront, et du temps par l'emploi productif de celui qu'ils perdent à se combattre. Ces deux faces de la science ont eu le tort de se croire infaillibles, et, partant de cette présomptueuse conviction, n'ont pas manqué de s'excommunier réciproquement et tour à tour. Chaque face a eu son heure de domination, pendant laquelle son adversaire était réduit à garder le silence. Le dogme du jour devait être la loi de tous. Les partisans de l'un ou de l'autre camp ne s'apercevaient pas que, durant cette autocratique domination, la science était véritablement borgne, manchote et boiteuse. C'est ce qu'un homme d'un immense génie appelait le règne du simplisme. Mais ne nous étonnons pas de cela ; c'est partout la même règle, jusqu'à ce que les différents côtés d'un même tout soient suffisamment élaborés et perfectionnés pour qu'il soit possible à tout esprit tant soit peu judicieux d'apercevoir les rapports, les parallélismes, les contrastes. Alors seulement il est permis de songer à l'équilibre, de le chercher, de le construire. La nature n'a-t-elle pas d'abord procédé ainsi? Après les minéraux, elle crée les végétaux, puis les animaux et enfin l'homme, synthèse et miroir de la création, se liant par des rapports avec les premiers échelons, les primant et les harmoniant dans une sphère supérieure. Dans un autre ordre, dans l'ordre politique, même observation à faire dans les développements de l'autorité et de la liberté ; dans l'ordre philosophique, le matérialisme et le spiritualisme dominent alternativement ; dans l'ordre religieux.... chacun peut ici faire les applications. Est-ce à dire qu'il doive toujours en être de même, que le simplisme doive toujours être roi dans les conceptions humaines? Non ; cela ne saurait être. La nature a lié, synthétisé, équilibré ses œuvres ; l'esprit humain a mission d'en faire autant pour les siennes. Il ne saurait faillir à sa mission quasi divine. C'est une lettre de change que son

souverain auteur a tirée sur lui, il y fera certainement hon-
neur ; mais il lui faut du temps. C'est pour cela qu'il doit tra-
verser tant de générations humaines, les entasser les unes
sur les autres, jusqu'à ce qu'il plane majestueusement au-
dessus d'elles et d'assez haut pour apercevoir les derniers
horizons de la somme de vérité départie à ce globe.

Je dois paraître à mes lecteurs bien loin de mon début ; je
parlais de fièvre et l'on a pu croire que je l'ai oublié. Non ;
seulement je suis tombé dans la spécialité, c'est la fièvre de
critique qui m'a seule absorbé. Je demande qu'on m'en per-
mette encore un accès et je reprends la suite de mon sujet.

Ce que je disais de la lutte entre les idées et les faits est
tellement vrai, que chacun peut en trouver sa preuve. J'en
veux signaler une : c'est celle des concours. A l'origine, c'é-
tait le mérite triomphant qui remportait la palme. Plus tard,
et petit à petit, mais disons cela tout bas, ce sont le favori-
tisme et les coteries organisées qui décernent le prix, je ne
dirai pas au moins digne, car Dieu merci tous les concurrents
étaient des hommes de mérite, mais au plus... favorisé. En
général, l'homme à idées, l'homme progressif, était sûr d'être
écarté. Les hommes de mémoire, les hommes qui savaient
le mieux ce que les autres avaient fait, ceux qui avaient le
plus horreur de la nouveauté, ceux-là pouvaient compter sur
des chances heureuses. Aussi je ne me sens pas le moindre
penchant à jeter des couronnes sur le tombeau de l'infortuné
concours. L'institution était bonne, les petites passions humaines en ont fait les abus que vous savez. Je veux croire
que le pouvoir saura mettre tout le discernement possible
dans ses choix et les faire assez judicieusement pour qu'il ne
soit pas permis de dire qu'il aura remplacé un abus par un
autre abus. Il n'aura sans doute pas peur de la nouveauté ;
quand elle se présentera protégée par des titres suffisamment
recommandables, il est à croire qu'il saura lui ouvrir large-
ment les portes de l'enseignement.

Je reviens aux fébrifuges. En 1850, M. le docteur Montdézert présenta à l'Académie un Mémoire sur le sel marin
comme fébrifuge. Naturellement M. le professeur Piorry en

fut le rapporteur. Je dis naturellement, ce n'est pas que je veuille faire entendre que l'Académie ne possède qu'un homme expert en fait de fièvre : je n'ai pas cet absolutisme ; mais je veux dire que dans ces sortes de questions on choisit naturellement M. Piorry à cause de sa rate. L'hypersplénotrophie étant son domaine, il est naturel de lui faire hommage de tout ce qui en ressortit. Depuis lors, on n'avait plus guère parlé du nouveau fébrifuge. Il ne paraissait guère que le quinquina dût trouver en lui un rude concurrent. On eût dit que ce nouveau venu, fatigué de ses efforts pour arriver jusqu'à l'Académie, se fût endormi dans un fauteuil.

Ce n'était qu'une feinte, et mon rusé vient de reparaître en lice, plus redoutable que jamais. Vous allez voir. Il s'agit encore d'un Mémoire de M. le docteur Scelle-Montdézert, et c'est toujours M. Piorry qui tient la plume et la parole, comme commissaire et rapporteur. Il conclut :

« 1° Que le sel marin, donné à la dose de dix à trente grammes, dans cent à cent cinquante grammes d'un véhicule tel que le café, le bouillon à l'oseille, etc., diminue en général la rate d'une façon très-rapide, et que, dans un grand nombre de cas, il prévient le retour des accès fébriles ;

« 2° Qu'il agit avec la même énergie sur la rate que la quinine soluble ;

« 3° Qu'il est un remarquable succédané du quinquina ;

« 4° Que son peu de prix, la facilité avec laquelle on peut se le procurer, en font un médicament bien précieux pour la médecine du pauvre ;

« 5° Qu'il peut être employé conjointement avec le sulfate et l'alcoolé de quinine, et que, dans le cas où l'un de ces moyens de traitement échoue, on peut avoir utilement recours aux autres ;

« 6° Que de la combinaison de l'emploi du sel marin à de hautes doses, et de l'alcoolé de quinine, administré à de hautes proportions, résulte quelquefois un effet tel sur la rate, que cet organe éprouve très-promptement une diminution considérable ;

« 7° Que l'on ne pourrait encore préciser tous les cas où les préparations de quinine devraient être préférées au sel marin et réciproquement, mais qu'il en est déjà où il semble que l'on doit employer l'un plutôt que l'autre ;

« 8° Enfin, qu'au point de vue du prophylaxisme et de l'hygiène publique, l'emploi du chlorure de sodium dans les pays marécageux serait peut-être d'une grande utilité (1). »

Au point de vue de l'auteur, ces conclusions ne doivent rien à la critique ; mais il en est autrement à celui de l'homœopathie. Je prends d'abord la troisième conclusion et je conteste que le sel marin soit un succédané du quinquina par cette seule raison que le succédané est une fiction bonne à induire en erreur quiconque a un tempérament à s'en tenir à des affirmations. Le quinquina compte déjà un certain nombre de succédanés, la salicine, l'arsenic, la belladone, le sel marin... Je ne parle pas des petits, ni de ceux, très-nombreux, qu'une autre école a mis en évidence. Eh bien ! je suppose que le quinquina, administré par une main allopathique à un fébricitant, se montre infidèle, auquel de ses succédanés, j'allais dire de ses satellites, l'un vaudrait l'autre, faudrait-il avoir recours ? Quelle règle devra guider ici le praticien ? Y a-t il une raison déterminante et plausible autre que le caprice du médecin, le hasard qui peut lui rappeler tel nom plutôt que tel autre ? ou bien, enfin, la statistique ? Je ne suis pas allopathe, on me l'a reproché, on m'en a presque fait un crime, mais enfin je voudrais l'être que je me trouverais fort embarrassé. Si donc vous voulez que je le sois, donnez-moi les moyens d'agir avec plus de sûreté, d'aller moins à tâtons, en frappant du bâton comme un aveugle. N'est-il pas arrivé quelquefois qu'après avoir essayé tour à tour du premier des fébrifuges et de ses succédanés, le pauvre malade se soit trouvé plus malade que devant ? Non, il n'y a pas de succédanés ; mais il y a un très-grand nombre de fébrifuges. Il n'y a pas de succédanés, pas plus qu'il n'y a qu'une forme de fièvre d'accès. Ces formes sont très-nombreuses, et chacune

(1) *Journal des connaiss. méd. chirurg.*, 15 février 1852, p. 103.

d'elles a son remède particulier. Mais comment reconnaître le médicament propre à telle forme? Ce n'est pas ici comme pour les prétendus succédanés, le hasard ne fait pas les frais du choix : il y a une règle sûre et que vous pouvez demander en toute confiance à l'homœopathie.

Dans la quatrième conclusion, l'honorable rapporteur fait valoir le mérite et l'avantage du peu de prix du médicament. Hélas! si cette considération pouvait avoir le même prix en médecine qu'en trafic de denrées coloniales ou autres, nous ne demanderions pas mieux que de combler d'éloges la philanthrophie du savant professeur ; mais cette considération ne peut qu'être nulle en médecine, à moins qu'il ne soit prouvé que plusieurs médicaments peuvent indifféremment, l'un ou l'autre, guérir une même forme de maladie. Malheureusement c'est le contraire qui est prouvé pour quiconque est doué de clairvoyance et de bonne foi. Il est prouvé que pour bien guérir il faut individualiser la maladie, ce qui suppose nécessairement qu'il faut aussi individualiser le remède ; sans quoi la première opération de l'esprit deviendrait vaine et superflue.

> Et quoniam variant morbi, variabimus artes ;
> Mille mali species, mille salutis erunt (1).

Quoique d'un poëte, la vérité médicale n'en est pas moins là tout entière. La méditation de ce distique eût pu imprimer à la médecine un utile essor. Mais, soit distraction, soit paresse d'esprit, soit vanité, on passe ainsi pendant des siècles à côté de la vérité sans l'apercevoir. Ou peut-être aime-t-on mieux se laisser doucement bercer dans l'erreur, au caprice de ses propres illusions.

La cinquième conclusion dit qu'on peut employer le sel marin conjointement avec le sulfate ou l'alcoolé de quinine. Toujours la polypharmacie ; pauvre habitude, pleine d'illusions et de mécomptes, et qu'il est triste de voir patroner encore par l'Académie quand déjà la médecine allopathique elle-

(1) Ovide.

même commence à s'engager dans la voie si sûre et si vraie de l'expérimentation pure, suivant le conseil du grand Haller : « *Nempe primum in corpore sano medela tentanda est,* sine peregrina ulla miscella ; *odoreque et sapore illius exploratis, exigua illius dosis ingerenda, et ad omnes quæ inde contingunt affectiones, quis pulsus, qui calor, quæ respiratio, quænam excretiones, attendendum. Inde ad ductum phenomenorum, in sano obviorum, transeas ad experimenta, in corpore ægroto...* » (*Pharmacop. helvet.,* p. 12.) Il y a loin de ce précepte si sage et si logique à la manie de mélanger deux ou plusieurs substances qui, de médicaments sérieux, font une véritable drogue. Mais je sens qu'ici la faiblesse humaine réclame : il faut qu'elle se fasse illusion, car elle a conscience de son ignorance, et, pour oser marcher, elle a besoin de se cacher. C'est ce qu'elle fait en se drapant de son mieux dans les méandres de l'incertitude.

Je conçois les difficultés de la position. Je comprends à merveille que la multiplicité des espèces dans une même formule procure deux grands avantages : celui de poser convenablement la science aux yeux du vulgaire plus ou moins ignorant, et celui de multiplier les chances de succès avec le nombre des médicaments. C'était parfait à ce point de vue ; c'était peut-être excusable lorsque les médicaments n'avaient que des vertus hypothétiques, dont l'imagination pour une part, le hasard pour une autre, faisaient toute la certitude. C'était bien quand, ignorant la multiplicité des formes morbides, on n'avait pas encore reconnu la nécessité d'individualiser chacune d'elles. C'était bien quand, n'individualisant pas les formes morbides, il n'y avait pas de raison pour individualiser le remède, et qu'alors le beau idéal de la science, c'était d'avoir à son service et la thériaque, ce protée de la vieille pharmacie, et quelques spécifiques. Mais aujourd'hui que l'homœopathie a fait faire un pas de géant à la thérapeutique par l'étude des médicaments sur l'homme sain, suivant le précepte de Haller ; aujourd'hui qu'elle est arrivée à la connaissance vraie et non fictive des médicaments ; que l'immortel Hahnemann, fort de cette connaissance, a formulé l'admirable pré-

cepte d'individualisation de chaque cas morbide ; aujour-
d'hui que quelques coryphées de l'ancienne école ont déjà
hasardé quelques pas sur le terrain de l'expérimentation
pure, il n'est plus permis à un savant professeur de recom-
mander la polypharmacie ; il devrait l'être moins encore à un
corps savant, créé pour éclairer le labyrinthe de la science,
de patroner, pour ainsi dire, une idée si arriérée, si igno-
rante. A moins qu'il ne veuille forcer à croire ce que quel-
ques-uns ont déjà dit : que les corps savants n'ont été inven-
tés que pour patroner, conserver et propager les vieilles er-
reurs, les absurdes préjugés.

La conclusion n° 7 porte qu'il serait difficile, à l'heure qu'il
est, de préciser les cas où les préparations de quinine devraient être préférées au sel marin, et réciproquement. Je me
permettrai de demander à M. le rapporteur s'il pourrait
mieux préciser les caractères qui doivent indiquer la pré-
férence pour tel cas donné, entre le quinquina, la salicine, la
belladone, l'arsenic ; et je ne parle ici que des médicaments
admis par l'ancienne école. Mais quel ne serait pas son em-
barras s'il lui fallait choisir entre ceux que la nouvelle école
s'est permis d'ajouter à la liste des fébrifuges ? Où irait-elle si,
à la liste déjà nommée, on ajoutait la sépia, le borax, la noix
vomique, la pulsatille, la chamomille, le charbon végétal,
l'ellébore blanc, etc., etc., et le *cedron !*... Je cite celui-là le
dernier, parce qu'il a fait sa visite de politesse à l'Académie,
et qu'entre gens bien élevés, mais de condition différente, ils
sont restés sur la réserve commandée par l'étiquette, et s'en
sont tenus à la visite de politesse. Il n'y avait pas sympathie
entre eux, ils n'avaient rien de plus à se dire. Ce nouveau
venu de l'autre monde a fait aussi une visite à la Société des
homœopathistes ; il y a été sympathiquement accueilli, et il
est resté l'ami de la maison.

Je reprends ici ma phrase de début : Qu'arriverait-il si,
un beau jour, l'arsenal thérapeutique se trouvait pourvu d'un
nombre considérable de fébrifuges ? Le quinquina dût-il toujours rester le sultan des antifébriles, ne pouvant pourvoir
à tout par lui-même, il faudrait bien recourir de temps en

temps à quelqu'un de ses lieutenants ou de ses succédanés, comme on voudra dire ; et, pour y recourir, il faudrait bien faire un choix, car je n'admets pas qu'on veuille toujours s'en remettre à l'inspiration, qui est ici la même chose que le hasard, par pur entêtement, pour ne pas avoir l'air de céder à l'idée d'un autre. Il faudra donc bien faire un choix, mais comment? par quel procédé? Un médicament guérit dans l'espèce ce qu'un autre n'a pu guérir ; mais pourquoi, puisqu'il s'agit toujours d'une fièvre d'accès? Cette fièvre n'est donc pas identiquement la même, puisque le médicament héroïque n'a rien pu faire contre elle? Elle diffère bien évidemment en quelque chose, puisqu'il a fallu un autre médicament. Mais en quoi diffère-t-elle? C'est là le problème à résoudre. Mais cette solution conduit à cette conséquence, qu'il y a plusieurs formes dans l'espèce *fièvre d'accès*. Mais, s'il y a plusieurs formes, il faut les distinguer, et, si on les distingue, on *individualise*. Enfin, nous y voilà !... Encore un effort, et nous sortons de l'ornière où le char de la thérapeutique est resté tant de siècles embourbé. Nous venons de reconnaître que le même fébrifuge ne guérit pas toutes les formes de l'espèce fièvre d'accès ; alors c'est reconnaître implicitement qu'il faut faire un second travail : celui de reconnaître le caractère différentiel de chaque médicament dit fébrifuge ; en un mot. individualiser le médicament, comme on a d'abord individualisé la forme morbide. Il y a pour cela deux moyens : le premier, qui est le plus long et le moins sûr, celui qu'on emploie en vain depuis des milliers d'années, c'est la méthode *ab usu in morbis*. Mais il est vrai que, n'ayant pas individualisé les formes, on pouvait bien plus facilement s'égarer. Nous venons de supposer ce travail fait, on peut donc espérer d'arriver plus promptement et plus sûrement à reconnaître quel médicament guérit constamment telle forme donnée. Je le veux bien ; mais que d'années, que d'existences usées, avant d'arriver à une certitude ! Et pourquoi toute cette peine, s'il y a une autre méthode toute trouvée? Arrivez donc à l'expérience pure, à l'expérience sur l'homme sain : c'est là le véritable OEdipe qui peut donner le mot de l'énigme. Chaque

médicament vous ayant alors dit tout son secret, vous faites sur
l'ensemble le même travail que vous avez fait pour les varié-
tés de l'espèce fièvre d'accès. Le problème est alors résolu
dans tous ses points, et la pratique vous devient sûre et facile.
Une partie de ce travail est déjà toute faite par notre collègue,
le docteur frère Espanet, de l'abbaye de la Trappe. Cette
œuvre est un modèle qu'on peut imiter avec fruit (1) La
connaissance de ce petit volume eût permis à l'honorable
professeur rapporteur de produire des conclusions plus satis-
faisantes que les siennes, et il eût fait luire à l'Académie un
flambeau nouveau pour elle, mais que ses yeux se seraient
bien vite habitués à supporter dans les mains d'un de ses
honorables membres ; ou bien, si elle eût trouvé cette clarté
trop vive, elle eût fait comme tant d'autres fois, elle eût ra-
battu sa visière verte un peu plus, afin de ne pas quitter le
demi-jour qu'elle aime tant.

La huitième et dernière conclusion du rapport que je critique
prête aussi beaucoup à dire : l'auteur pense qu'au point de
vue du prophylaxisme et de l'hygiène publique, l'emploi du
chlorure de sodium, dans les pays marécageux, serait, *peut-
être*, d'une grande utilité. Il y a là un *peut-être* qui entraîne
véritablement l'admission de circonstances atténuantes, et qui
force la critique à se montrer moins sévère. L'auteur semble
confondre ici la prophylaxie et l'hygiène publique. Passons
la prophylaxie, nous y reviendrons tout à l'heure. Si c'est de
l'hygiène publique que de faire prendre des médicaments
préservatifs à des populations, il faut convenir, du moins,
que c'est de l'hygiène négative. Je préférerais pour mon
compte, ici, l'hygiène positive, qui consisterait à tarir le mal
dans sa source même. J'aimerais mieux qu'on proposât, pour
les contrées marécageuses, des travaux d'assainissement re-
connus utiles et déjà pratiqués avantageusement sur certains
points. Voilà comment je conçois l'hygiène publique. Reve-
nons à la prophylaxie. Les habitants des contrées marécageuses font sans doute usage du sel, et l'honorable rapporteur

(1) *Clinique médicale homœopathique de Staouëli.*

a probablement voulu dire qu'ils devraient en consommer davantage. Je crois bien que l'endémie ne perdrait, pour autant, guère de ses droits. Et, à supposer qu'il en fût autrement, ce serait peut-être bien grâce à d'autres altérations survenant dans l'organisme par le fait même du sel ; car ce n'est le tout de prendre d'un médicament beaucoup, pendant longtemps, il faut encore savoir ce qu'il en peut advenir. Une expérience pareille pourrait bien apprendre à l'Académie ce que c'est qu'une expérimentation pure. C'est là un des écueils qui attendraient le conseil du rapporteur s'il était suivi ; mais il y en a d'autres. Tout le monde n'aime pas le sel jusqu'à la passion, et beaucoup négligeraient de suivre le conseil. Ceci n'est rien, je le veux bien ; mais l'habitude viendrait aussi pour une bonne part faire échec au succès qu'on se promet, et si, pour remédier à l'inconvénient de l'habitude, on voulait forcer la dose, on tomberait forcément alors dans l'écueil que j'ai signalé en premier. Je ne vois pas grand bénéfice à tirer de cette proposition sanctionnée par l'Académie. Heureusement celle-là, comme tant d'autres, reposera en paix dans les cartons.

Je n'ai rien dit des deux premières conclusions, ni de la sixième, qui, toutes trois, ont rapport, au dégonflement rapide de la rate par le sel marin, comme par le sulfate de quinine. Tout le monde sait que, pour le rapporteur, toute la maladie dite fièvre d'accès consiste dans le gonflement de la rate. C'est une opinion qui a ses partisans. Il est permis à chacun d'avoir la sienne. Il y aurait sans doute beaucoup à dire là-dessus, mais ce n'est pas le lieu ; il faudrait un travail spécial, et ce n'est pas en courant qu'on peut attaquer et critiquer cette idée ; d'ailleurs elle ne fait point partie du travail dont je m'occupe ici : c'est la marotte de l'auteur, et, pour peu qu'un médicament diminue la rate, qu'il soit ce qu'il pourra ensuite, c'est un fébrifuge, et, s'il agit énergiquement sur cet organe, c'est un puissant moyen thérapeutique, qualifié dès lors de succédané du quinquina. Par exemple, ne soyez pas assez curieux pour demander à l'auteur si là se bornent la somme des virtualités du médicament ; cela ne le regarde pas : la rate désenfle, il est heureux, il triomphe.

Pour terminer dignement ce que j'ai dit de ses conclusions, je vais formuler des contre-conclusions, où je tâcherai de mettre au moins autant de vrai savoir que le professeur en a mis dans les siennes.

1° Le sel marin, administré homœopathiquement, peut guérir certaines fièvres d'accès ;

2° Il agit, quoiqu'on en fasse journellement usage, avec la même énergie que les autres médicaments quand on l'emploie contre l'espèce de fièvre d'accès qu'il est apte à guérir ;

3° Il n'est pas plus que tout autre un succédané du quinquina ; il est le premier partout où ses symptômes sont analogues à ceux de la maladie qu'on se charge de guérir ;

4° Son peu de prix ne peut et ne doit pas avoir la moindre influence sur le choix que le médecin peut faire entre différents fébrifuges. Cette considération est de nulle valeur. La seule omnipotente, c'est la ressemblance aussi exacte que possible entre les symptômes propres au médicament et ceux de l'affection qu'on se propose de guérir ;

5° Il ne peut jamais être employé conjointement avec un autre médicament ; car nous ne savons pas ce que deux médicaments mélangés peuvent produire, et tout ce qu'on a dit là-dessus n'est que pure rêverie, quelque savant que cela soit ; j'en appelle à Bichat ;

6° Que ce médicament diminue rapidement le volume de la rate, là n'est pas la question ; mais guérit-il la fièvre ? et, dans le cas de l'affirmative, à *quelles conditions la guérit-il ?* C'est ce dont le rapporteur n'a rien dit : c'était la chose utile, c'est pourquoi elle a été passée sous silence ;

7° Il est possible de préciser les cas où ce médicament doit être préféré à d'autres : mais il faut savoir pour cela de quoi il est capable, et c'est ce qu'on n'apprend pas plus à l'Académie qu'au lit des malades ;

8° Il n'y a vraiment de médicaments prophylactiques, quant à présent du moins, que pour les maladies constamment *unes ;* c'est-à-dire toujours les mêmes chez les divers individus. Exemple : la belladone contre la scarlatine. L'hygiène

publique et l'hygiène privée seraient les meilleurs prophylactiques, si on en connaisait bien le sens. On peut ainsi définir
leur but : *Mettre l'homme dans le milieu le plus convenable à
sa nature et à ses fins.*

Dr LEBOUCHER.

Paris. — Imprimerie de Simon Raçon et Cie, rue d'Erfurth, 1.

www.ingramcontent.com/pod-product-compliance
Ingram Content Group UK Ltd.
Pitfield, Milton Keynes, MK11 3LW, UK
UKHW020202080726
13614UKWH00006B/2600